I bisogni di base di una donna in travaglio

"Nel libretto *"I bisogni di base di una donna in travaglio"*, Ruth Ehrhardt ha fatto una descrizione ben scritta e chiara della filosofia e metodologia della nascita di Michel Odent. E' un resoconto ben pensato su come creare nascite consapevoli e significative per le madri e i loro bambini, che incoraggerà verso una cura più compassionevole. Ogni donna dovrebbe leggerlo prima del parto e dovrebbe poi condividere la sua copia del libro con lo staff dell'accompagnamento alla nascita e viceversa".

Robyn Sheldon – autrice di *The Mamba Mamba way*

"Un gioiello, uno molto prezioso. La perfezione. Tutti gli uomini e donne dovrebbero leggerlo e interiorizzarlo"

Liliana Lammers, doula e facilitatrice di corsi per Paramanadoula

"Ruth Ehrhardt, hai messo insieme la somma saggezza riguardante la nascita in un libretto così piccolo e potente. Vorrei aver avuto uno scritto come questo prima delle mie nascite. L'ho letto soltanto dopo aver avuto 5 bambini, comunque ho imparato delle cose sul processo della nascita grazie alla tua semplice ma efficacissima presentazione che mi erano sfuggite in tutte le altre letture che ho fatto"

Becky Hastings, madre di 5 figli

"Sono coinvolta nel movimento per il parto naturale e per la nascita in casa in Brasile e ho trovato il tuo libretto uno dei lavori più utili che abbia letto riguardante una donna in travaglio".

Vanessa Schultz, madre di 3 figli

I bisogni di base di una donna in travaglio

Ruth Ehrhardt

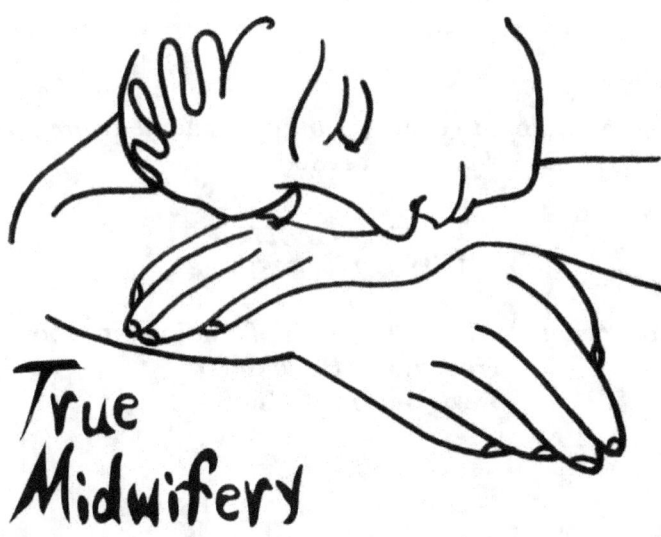

True Midwifery

True Midwifery

Auto pubblicato da Ruth Ehrhardt di True Midwifery

PO Box 44070, Scarborough, 7975, Western Cape, South Africa

www.truemidwifery.com

Pubblicato originariamente in Sud Africa in 2011

Design del libro di Ruth Ehrhardt
Illustrazione di copertina di thetravelerscat

Una registrazione catalogata di questo libro è disponibile presso la Libreria Nazionale del Sud Africa

ISBN-13:978-1530757442
ISBN-10:1530757444

Titolo originale: The basic needs of a woman in labour
Traduzione: Hilda Garst
Revisione: Leila Manno

Quando una donna partorisce, non soltanto nasce un bambino ma anche una madre.
Come noi la tratteremo, influenzerà il modo in cui lei percepisce se stessa come madre e come genitore.

Sii gentile. Sii dolce. Ascolta.

Ad ogni madre là fuori, che il tuo parto possa essere bellissimo.

Prefazione

Ci sono due importanti documenti che sono stati pubblicati sulla fisiologia della nascita e sui bisogni di base di una donna in travaglio. Il primo è un libro enorme scritto millenni fa. Proprio nelle pagine iniziali di questo bestseller ci sono alcune righe che suggeriscono un'associazione tra il consumo del frutto dell'albero della conoscenza (inteso come sapere troppo o aver sviluppato una neocorteccia troppo potente) e le difficoltà con la nascita umana. Alla fine del libro, possiamo leggere della nascita di un uomo leggendario la cui missione era di promuovere l'amore. Sua madre trovò una strategia per superare l'handicap umano: con umiltà lei partorì in mezzo a mammiferi non umani, in una stalla.

Il secondo documento è l'opposto del primo in termini di numero di pagine. E' il libretto di Ruth Ehrhardt. Mettere insieme ciò che è importante in un libretto così piccolo è una sfida. Io spero che, sui 5 continenti, tutte le donne gravide, le ostetriche, le doule, i medici etc. si prenderanno il tempo per assimilare i contenuti di questo capolavoro. Sarà un punto di svolta nella storia della nascita e quindi nella storia dell'umanità.

Michel Odent

Introduzione

Questo libretto è ispirato al lavoro del dr. Michel Odent.

Dr. Odent iniziò la sua carriera medica come chirurgo ed entrò nel mondo della nascita quando fu nominato primario nel reparto di nascita dell'ospedale a Pithiviers, fuori Parigi.
Ben presto dr. Odent si rese conto che gli ospedali non erano luoghi favorevoli per una donna in travaglio. Erano troppo illuminati, sterili e scomodi e mancavano di privacy. Era la prima persona che introdusse dentro l'ambiente ospedaliero i letti bassi (più facili per le donne per salirci e scenderci), luci soffuse, bellissime stanze colorate simili a quelle di casa ed, eventualmente l'uso dell'acqua, come strumento di gestione del dolore.

L'ospedale di Pithiviers ebbe così tanto successo che molte persone si recavano presso questa struttura per dare alla luce i loro bambini. Dr. Odent rimase a Pithiviers dal 1962 al 1985. Lavorò con 6 ostetriche e sorvegliò circa 1000 parti all'anno. Il reparto di maternità di quest'ospedale riportò statistiche eccellenti con bassi tassi d'intervento.

Successivamente dr. Odent si trasferì a Londra, dove divenne un ostetrico di parto a domicilio. Anche durante questa esperienza, egli ebbe l'occasione di fare molte interessanti osservazioni.

Più tardi egli fondò il "Primal Health Research Centre", il Centro di Ricerca in Salute Primale (per info visitare: www.primalhealthresearch.com)

Per gli ultimi 12 anni egli ha lavorato con una doula chiamata Liliana Lammers.
Insieme gestiscono il Corso per Paramanadoula a Londra.

Liliana è una donna tranquilla e modesta che ha un enorme forza nel fare pochissimo durante una nascita. Lei è capace di contenere uno spazio solo con la sua presenza, con la sua forza tranquilla. Il suo ruolo è fare sentire una donna al sicuro durante il travaglio.

Tramite i suoi molti anni (più di mezzo secolo) di accompagnamento a tante nascite (circa 15.000) sia in ospedale sia a casa, dr. Odent è giunto alla conclusione che una donna in travaglio non ha bisogno di altro che di essere lasciata sola, semplicemente accompagnata da un'ostetrica tranquilla, non-invasiva, a profilo basso.

Questo piccolo libretto è il riassunto di ciò che ho imparato frequentando il corso di Michel Odent e Liliana Lammers a Dicembre 2010, leggendo i libri di Michel, e dalle mie esperienze e lavoro con donne gravide e in travaglio.

Spero che sarà utile per te.

Ruth Ehrhardt
Red Hill
Cape Town
Sud Africa
2011

Quando una donna è in attesa

Quando una donna è in attesa, è estremamente sensitiva. C'è un bambino che cresce dentro di lei e il suo corpo sta cambiando. Molte delle sue energie e forze sono usate per creare i "mattoni costruttivi" di una nuova persona e lei può sentire stanchezza e nausea ed essere più sensibile verso il cibo. Spesso si sentirà strana e diversa.

Anche le sue emozioni saranno influenzate da questo cambiamento nuovo nel suo corpo e nella sua vita. Per questo motivo ha bisogno di sentire che le persone intorno a lei si interessano di lei e di come si sente. Ha bisogno di persone intorno a lei che la sappiano ascoltare, soprattutto su come si sente riguardo alla gravidanza, al parto e al fatto di accogliere un nuovo bambino. Esserci per una donna in gravidanza può significare ascoltare qualunque problema che lei possa avere nella sua vita, o potrebbe significare portarle un po' di buon cibo, o lavarle i piatti. Il suo corpo sta lavorando duramente per crescere un nuovo bambino per questo mondo. Lei avrà bisogno dell'aiuto dei suoi amici, della famiglia e della comunità per essere capace di essere sana e forte durante questo periodo.

Una donna gravida ha bisogno di mangiare bene, consumando cibi sani e ha bisogno di riposare quando è stanca. Una donna gravida ha bisogno di divertirsi. Lei sta crescendo un bambino ma questo non significa che non vorrà divertirsi. Più una donna gravida si diverte, più sentimenti positivi andranno verso il suo bambino. I bambini sentono ciò che sentono le loro madri. Se una madre è triste o arrabbiata un bambino lo sente. Se una madre si sente felice e amata, anche il bambino si sente felice ed amato.

Una donna gravida si può divertire in molti modi. Può cantare o ballare o leggere un libro o guardare un film o stare con degli amici. Può andare a fare una passeggiata sulla spiaggia. E' anche molto piacevole essere con altre donne gravide e con altre donne che hanno avuto bambini e che hanno storie positive da raccontare sui loro parti e sul loro essere madri.

E' importante realizzare che le nostre parole possano avere un impatto forte su una donna gravida. Mentre non è necessario dare un'immagine idilliaca della gravidanza, nascita e genitorialità, è utile essere consapevoli del fatto che non è produttivo rimuginare sulle difficoltà (nausea, acidità, caviglie gonfie, stanchezza). Dobbiamo ricordarci a parlarle dell'eccitazione e allegria della nascita e della sua bellezza.

Dobbiamo ricordarci che le più piccole cose possono rendere una donna gravida ansiosa. Gli operatori sanitari spesso non si rendono conto di quanto potere hanno le loro parole e di come molte delle loro parole possano influenzare le emozioni di una donna in attesa. Molte donne dopo le visite prenatali si sentono piene di preoccupazioni per se stesse e per i loro bambini. Sentono che qualcosa in loro è sbagliato e spesso si sentono in colpa. Gli operatori sanitari dovrebbero ricordarsi questo, prima di dire a una madre che loro pensano che il loro bambino forse è troppo grosso, o che lei ha troppo o troppo poco liquido amniotico o che la sua pressione sanguigna è troppo alta, o che c'è glucosio nelle urine. A meno che non ci sia un reale e imminente pericolo, essi non dovrebbero mettere inutilmente preoccupazioni alla donna gravida e ai suoi parenti.

Preoccuparsi durante la gravidanza può essere dannoso e controproducente.

Quando una donna è in travaglio

Andare in travaglio è come addormentarsi...

Il travaglio è uno stato alterato di essere, uno stato di essere che ha molte similitudini con lo stato di sonno. Per iniziare sono entrambi degli stati che non possono essere forzati. Essi accadono! A volte quando meno ce lo aspettiamo. Non possiamo decidere o controllare il momento in cui entriamo nel sonno. Così come non possiamo decidere o controllare il momento in cui entriamo nel travaglio. Ciò che invece *possiamo* fare è inibire o rendere meno efficaci entrambi questi processi.

Il travaglio è come il sonno. Sia per addormentarci che per "entrare in travaglio" abbiamo bisogno delle stesse condizioni. Dobbiamo sentirci al sicuro, calde e rilassate. Dobbiamo essere in un luogo che percepiamo come confortevole e dobbiamo essere libere da pressioni, ansia o paura.

Ossitocina

Quando una donna è in travaglio rilascia un ormone chiamato ossitocina. L'ossitocina è l'ormone che fa contrarre l'utero durante il travaglio.

E' anche l'ormone dell'**amore.**

L'ossitocina è l'ormone che rilasciamo quando ci godiamo un buon pasto o quando abbiamo una conversazione stimolante. E' l'ormone che rilasciamo quando facciamo l'amore e abbiamo un orgasmo. E' l'ormone che ci fa innamorare, ed è l'ormone che fa calare il latte quando una madre sta allattando.

Non è meraviglioso che sia l'ormone dell'**amore** a far entrare il bambino nel mondo?

Negli ospedali è somministrata ossitocina sintetica alle donne. Può avere vari nomi come Pitocin o Syntocinon. L'ossitocina sintetica viene di norma data per far contrarre l'utero della madre, il che può aiutare a far nascere il bambino. Ma questa ossitocina sintetica non è un ormone dell'amore. Non è come l'ormone che è naturalmente rilasciato dal corpo della madre. L'ossitocina sintetica è solo un ormone che contrae l'utero e aiuta a spingere il bambino fuori. E' importante che sappiamo di più sugli effetti e la funzione dell'ossitocina naturale perché quando una donna è sotto l'effetto di ossitocina sintetica, il suo corpo può essere meno abile nel produrre l'ossitocina naturale.

Come viene usata l'ossitocina sintetica?

L'ossitocina sintetica è usata per **indurre** un travaglio (il che significa farlo partire artificialmente) o per **potenziare** un travaglio (il che significa accelerarlo se si è fermato o rallentato).

L'ossitocina sintetica è usata anche per **la gestione attiva della terza fase del travaglio** quando nasce la placenta (un'iniezione di ossitocina sintetica viene fatta alla madre per far nascere la placenta rapidamente). Viene anche utilizzata per fermare un'**emorragia post parto** (quando l'utero della madre non si contrae dopo il parto e la madre comincia a sanguinare abbondantemente).

Induzione

Al giorno d'oggi è molto comune che a una donna sia indotto il travaglio.
Le possono essere date molte motivazioni per questo: La gravidanza può essere oltre termine, o gli operatori sanitari possono essere preoccupati che il bambino stia diventando troppo grosso o che il bambino sia malato o che la mamma sia malata.

Accelerazione del travaglio

Quando una donna è in travaglio, è molto comune che il suo travaglio rallenti o addirittura si fermi quando lei arriva in ospedale. Ci potrebbero essere molti motivi per questo improvviso rallentamento del travaglio: le luci troppo forti, il doversi sottoporre a un esame vaginale, una persona estranea che entra nella stanza, il sentirsi osservata o il sentirsi troppo consapevole di se stessa, il sentirsi affrettata, l'avere freddo o paura.

Normalmente, se il travaglio non si riavvia dopo un certo lasso di tempo, allora l'ossitocina sintetica è usata per farlo ripartire. Ora questo nuovo travaglio è molto diverso da quello attivato tramite l'ormone dell'amore. Questo nuovo travaglio sarà ora governato da ossitocina sintetica, che ha l'effetto di contrarre l'utero ma *senza* gli effetti comportamentali generati dall'ormone naturale dell'amore.

Il bambino, quando lui
o lei è pronto
per nascere,
manderà un messaggio
al corpo
della madre di
essere pronto.

Il corpo della madre
può allora
iniziare il travaglio
rilasciando
gradualmente
l'ossitocina,
l'ormone
dell'amore.

La madre ed
il bambino
lavorano insieme
per dare alla luce
il bambino.

Come lavora l'ossitocina

L'ossitocina è un ormone timido...

L'ossitocina deve sentirsi a suo agio prima di poter essere rilasciata. Siccome è l'ormone dell'amore, questo ha senso. Quando ci innamoriamo, ci sentiamo al sicuro. L'amore non è qualcosa di facile da sperimentare quando ci sentiamo in pericolo.

L'ossitocina è un ormone esigente. Tutto deve essere a posto per quest'ormone per entrare in scena. Quanto più confortevole sarà l'ambiente e più rilassata sarà la madre, e più la sua ossitocina potrà scorrere.

Un senso di sicurezza
La donna in travaglio si deve sentire sicura e al sicuro. I mammiferi cercano un posto sicuro dove partorire. Un esempio meraviglioso sono le femmine d'elefante che formano un cerchio intorno alla madre elefantessa in travaglio, con le loro schiene girate verso di lei.

Quando una femmina di mammifero in travaglio si sente minacciata, il suo travaglio si fermerà finché lei sarà nuovamente in un posto sicuro. Gli esseri umani fisiologicamente non sono così diversi. In fin dei conti anche noi siamo mammiferi. Benché molte donne scelgano di partorire in ospedale perché sentono che questa sia l'opzione più sicura, esse possono sperimentare che quando arrivano in ospedale, i loro corpi reagiscono in un modo che ci fa capire che loro non si sentono al sicuro in quell'ambiente. Le luci forti, il parlare, il firmare fogli, le domande, il dover interagire con degli estranei, la sveglia che segna l'ora, le stanze fredde e sterili, i letti alti, la mancanza di privacy, il monitoraggio per il battito cardiaco fetale...tutte queste condizioni possono contribuire a non sentirsi al sicuro. Questo può rendere difficile per l'ossitocina, l'ormone timido, di fare la sua apparenza. E questo può far prevedere un travaglio più lungo e più difficile.

Come si preparano le femmine di altre specie mammifere per la nascita? Esse troveranno un luogo tranquillo, buio, lontano da tutti, in cui si potranno sentire sicure e al sicuro e in cui sapranno che non saranno disturbate.

Questo vale anche per una donna alla fine della sua gravidanza. Spesso parliamo scherzosamente dell'"istinto di nidificazione" quando una donna alla fine della sua gravidanza comincia a pulire freneticamente la sua casa prima della nascita. Alcune donne non riescono a riposarsi se le tende non pendono bene o se non hanno lavato per terra o se tutti i loro affari non sono sistemati. Fare queste cose le prepara per sentirsi pronte per l'arrivo del loro bambino.

Il cervello pensante deve spegnersi

La condizione principale affinché la timida ossitocina faccia effetto, sarà lo spegnimento del cervello pensante. Dobbiamo assicurarci che il cervello pensante della donna in travaglio (chiamato la neocorteccia) non sia stimolato.

Durante il travaglio, stimoliamo la neocorteccia di una donna quando parliamo con lei di cose logiche, come per esempio riferirle di quanti centimetri è dilatata, o chiedendole di ricordarci quando ha rotto le membrane. Con queste osservazioni e domande stimoliamo la sua neocorteccia, e di conseguenza rallentiamo il suo rilascio di ossitocina.

Una donna ha bisogno di entrare lentamente nel travaglio (come cadere lentamente nel sonno) e non deve essere "svegliata" dal mondo esterno. Se le verrà dato lo spazio di spegnere la sua neocorteccia, l'ossitocina sarà capace di fare il suo lavoro.

Niente valutatori

Anche sentirsi osservati stimola la neocorteccia, quindi è importante che la donna non senta che la si sta guardando. Valutatori e persone non necessarie presenti fanno sentire la donna osservata. Anche fotocamere e telecamere possono rallentare il travaglio perché possono far sentire la donna osservata, il che la "sveglierà".

Buio

E' importante che non ci siano luci forti intorno ad una donna in travaglio. Tende chiuse, candele e altre luci soffuse aiuteranno a sopprimere l'attività della neocorteccia e aiuteranno il rilascio dell'ossitocina.

Calore

La donna in travaglio deve trovarsi in un ambiente caldo. Un fuoco o una stufa o dell'acqua calda sono utili nel rilassare il suo corpo e la sua neocorteccia. In effetti, immergendosi nell'acqua calda (quando il travaglio effettivo è ben avviato), la madre si potrà rilassare al punto tale da dilatare completamente.

Antagonismo tra ossitocina e adrenalina
L'adrenalina impedisce all'ossitocina di essere rilasciata.
L'adrenalina è l'ormone che produciamo quando abbiamo paura o ansia o freddo o quando ci sentiamo stressati. E' conosciuta anche come l'ormone dell'"attacca o fuggi". L'adrenalina sopprime l'ossitocina. Può bloccare interamente un travaglio o renderlo molto più lungo e doloroso.

Chiunque è presente al parto deve essere molto consapevole dei suoi livelli di adrenalina.
Questo perché l'adrenalina è contagiosa, il che significa che se tu ti senti ansiosa o impaurita o nervosa, anche le altre persone nella stanza si sentiranno presto allo stesso modo. Se sei presente a un parto e ti senti teso o nervoso o impaurito, cerca di calmarti. Se non riesci, sarà meglio per la madre che tu lasci la stanza finché non ti sentirai meglio.

Guarda un po' intorno a te e cerca di capire come si stanno comportando le altre persone. Se vedi che qualcuno non si sente a suo agio, puoi gentilmente far sapere a quella persona che va benissimo se lui o lei esce un po' dalla stanza per una pausa, per una camminata o per dormire un po'. Dovrai fare questo in un modo gentile, non aggressivo, perché se ti arrabbi o fai arrabbiare qualcun altro, produrrai più adrenalina.

A volte le persone si sentono sollevate quando vien detto loro che possono uscire per prendersi una pausa. La nascita è un'esperienza molto intensa, che può far sentire sopraffatti.

I bisogni di base di una donna
in travaglio sono:

- Sentirsi al sicuro
- Tenere spento il cervello
  pensante (la neocorteccia)
- Silenzio
- Buio o luci soffuse
- Calore
- Non sentirsi osservata
- No adrenalina

Un piano di parto di base

(inserire luogo del parto)

Partners durante travaglio
  1. Il mio compagno
  2. La mia doula

   Per qualunque domanda durante il travaglio per favore non chiedete a me ma alla mia doula o a mio marito/compagno.

Monitoraggio mio e del bambino:
- Se c'è un reale bisogno per un esame vaginale, per favore non fatemi sapere i dettagli sulla mia dilatazione e sulla posizione del bambino.
- Auscultate il battito cardiaco del mio bambino il meno possibile. Potrebbe disturbare il mio travaglio.
- Se c'è bisogno di auscultare il battito cardiaco del bambino, per favore fatelo senza chiedere, in modo che io non debba rispondere alla vostra domanda.
- Non offritemi sollievo dal dolore. Se ne ho bisogno, lo chiederò io stessa.

2a e 3a fase del parto
- Subito dopo la nascita vorrei un'ora indisturbata pelle a pelle col mio bambino.
- Per favore non clampare/tagliare il cordone fino a un'ora dopo la nascita del mio bambino.
- Vorrei una fisiologica nascita della placenta, finché il parto si svolge normalmente.

Dopo la nascita
- Vitamina K? (tu decidi) Tre scelte: per iniezione, per via orale o niente Vitamina K per il mio bambino.

La persona presente durante il parto

La persona ideale per essere presente ad un parto è un'ostetrica silenziosa ed "a profilo basso" ...

La persona ideale per essere presente ad un parto dovrebbe essere preferibilmente una madre, qualcuna che ha un atteggiamento positivo verso la nascita. Lei stessa dovrebbe aver avuto delle positive esperienze di parto.

E' presente per far sentire la donna in travaglio al sicuro. Per trasmettere un senso di sicurezza.

Vede la nascita come un evento normale e conosce le condizioni ambientali che servono per far fluire l'ossitocina.

Comprende che parlare e fare domande solleciterà la neocorteccia della madre in travaglio. Quindi ridurrà il linguaggio al minimo e cercherà di rispondere ad eventuali domande il più possibile al posto della donna in travaglio. In questo modo la madre non sarà "svegliata" dal travaglio.

La persona ideale presente al parto sa che luci forti stimolano la neocorteccia e quindi si assicurerà che le luci saranno soffuse o spente e le tende chiuse durante il giorno.

La persone ideale presente al parto sa che la madre deve avere sufficiente caldo per rilassarsi e poter rilasciare e far fluire l'ossitocina. Si assicura quindi che la stanza sia sufficientemente riscaldata e sa che una doccia o bagno caldo possono aiutare a dare sollievo per il dolore.

La persona ideale presente al parto sa che una madre in travaglio si deve sentire libera da inibizioni e quindi non si dovrebbe sentire osservata. Tiene quindi lo sguardo distolto. Sa anche che fotocamere o telecamere possono far sentire una donna osservata e possono rallentare un travaglio.

La persona ideale presente al parto tiene i suoi livelli di adrenalina bassi – è molto consapevole di se stessa e dell'effetto che lei ha sulla donna in travaglio e sulle altre persone presenti.

La persona ideale presente al parto ha fiducia che il processo di nascita farà il suo corso e che la madre e il bambino sono gli attori principali.

E prima di tutto e soprattutto la persona ideale presente al parto sa trasmettere **un senso di sicurezza.** Lei protegge l'ambiente della nascita e fa sentire la madre al sicuro.

La persona ideale presente al parto porterà un senso di sicurezza anche solo con la sua presenza.

Il Riflesso di Eiezione del Feto

Non si può aiutare un processo involontario, il punto è non disturbarlo

Se la partoriente ha avuto i suoi bisogni di base soddisfatti durante le prime fasi del travaglio, il suo corpo si preparerà per quello che è chiamato il **Riflesso di Eiezione del Feto.**

E' importantissimo che la madre in travaglio abbia il massimo della privacy in questa fase, altrimenti il riflesso di eiezione del feto non si verificherà.

Come si presenta?
Quando un riflesso di eiezione del feto sta per verificarsi, la madre sente all'improvviso paura e può dire cose come: "Voglio morire!" o " Ammazzami!"

Sarebbe un errore a questo punto cercare di calmare la madre e placare le sue paure con parole rassicuranti.

Dopo questa fase ci saranno alcune contrazioni molto forti. La partoriente sarà all'improvviso piena di energia e si vorrà mettere in posizione eretta.

La fase espulsiva del bambino avverrà con poche fortissime contrazioni. Il Riflesso di Eiezione del Feto è diverso da quello che conosciamo come la **seconda fase del travaglio,** che ha luogo quando la madre stessa deve spingere attivamente per far uscire il bambino.

Quando si verifica un autentico riflesso di eiezione, la probabilità che la madre si laceri, è molto bassa e la nascita della placenta solitamente avverrà dopo pochi minuti.

Un riflesso di eiezione del feto **non può avere luogo** se i bisogni di base della madre in travaglio non sono stati soddisfatti.

Dopo la nascita

Non svegliare la madre!

Quando il bambino è nato, dovrebbe stare a contatto pelle a pelle con la madre ed entrambi dovrebbero essere lasciati soli e **non disturbati** per almeno un'ora.

Questo significa **non distrarre!**

Nessuno dovrebbe parlare. **Nessuno** dovrebbe scattare foto.

L'unica cosa che dovrebbe essere fatta è garantire che la madre e il bèbè abbiano sufficiente caldo.

Una volta che il bambino è nato, la madre rilascerà una fortissima calata di ossitocina.
Avrà il picco ossitocinico più alto che sperimenterà nella sua vita.
L'ossitocina la farà innamorare del suo bambino e la farà sentire connessa e attaccata a lui o lei.
Inoltre grazie all'altissimo picco di ossitocina, la placenta si staccherà e il suo utero comincerà a contrarsi e involversi.

Durante la prima ora dopo il parto il bambino si dovrà adattare all'effetto della forza di gravità e al cambiamento di temperatura. Questo è il tempo migliore per la madre e bambino di iniziare l'allattamento senza bisogno di aiuto.

Il taglio del cordone ombelicale
Non c'è motivo di avere fretta nel tagliare il cordone ombelicale dopo la nascita. La situazione ideale è lasciare il cordone attaccato per almeno un'ora dopo la nascita.

Questo non comporta nessun danno.

Il cordone ombelicale che unisce placenta e bambino, contiene due arterie e una vena.
Le arterie si chiuderanno entro pochi minuti dopo la nascita ma la vena rimane aperta, in modo che il bambino dalla placenta riceverà anche fino a 40 ml di prezioso sangue in più.

Il taglio del cordone è un rituale
Per millenni, l'umanità ha interferito col primo contatto tra madre e bambino. Attraverso i secoli e in culture molto diverse tra loro, alle madri non era permesso di toccare i loro bambini se non dietro permesso dell'ostetrica o del padre o di altre figure con autorità.

Alcune culture dicevano che il colostro (il primo "latte" di altissimo valore nutrizionale e pieno di anticorpi, che la madre produce nei primi giorni dopo la nascita) era velenoso e per questo motivo i bambini dovevano essere nutriti con brodo o con latte di un altro animale o di un'altra madre.

In alcune culture si ha l'abitudine di urlare fortemente quando il bambino nasce, "svegliando" in questo modo la madre. In altre ancora si sente il bisogno di lavare il bambino o passarlo sopra il fumo dopo di che viene consegnato alla madre.

Il rituale usato a oggi consiste nel dare gli auguri alla madre, tagliare il cordone rapidamente, far nascere la placenta, controllare se la madre sta piangendo, scattare foto, pesare e misurare il bambino, invitare altre persone nella stanza per vedere il bambino e parlare con la madre della nascita e del bambino.

E' un fatto alquanto strano che una delle scoperte più importanti del 20° secolo sia stato che **il bambino ha bisogno della sua madre nei momenti dopo la nascita.**

Ora sembra che dobbiamo scoprire che il bambino ha bisogno di sua madre e di **nessun altro.**

Il Futuro

Ad oggi la maggior parte delle donne partorisce senza l'uso dei loro ormoni naturali.

I loro travagli sono indotti.

O vengono accelerati.

Molte donne partoriscono con il cesareo.

Anche se partoriscono senza interventi, la sacra prima ora dopo la nascita viene disturbata.

Stiamo cambiando il modo in cui le donne partoriscono.

Stiamo attuando questi cambiamenti senza avere la comprensione dei bisogni di base di una donna in travaglio.

Stiamo attuando questi cambiamenti senza molta conoscenza sugli effetti che tutto ciò avrà per il futuro.

Una Storia

C'è un'ostetrica seduta in una stanza buia.

Ha uno scialle avvolto intorno alle spalle.

Sul tavolo arde una candela.

L'ostetrica sta lavorando a maglia.

Da un'altra stanza, si può sentire il debole gèmito di una donna.
L'ostetrica continua a lavorare a maglia. La donna nell'altra stanza ora è di nuovo silenziosa.

L'ostetrica continua a lavorare a maglia. Dopo un paio di minuti si sente nuovamente il gèmito venire dall'altra stanza. L'ostetrica sorride mentre continua a lavorare a maglia.

Passa un po' di tempo e l'ostetrica si alza e lascia la stanza. Va in cucina. Si può sentire come mette dell'acqua a bollire.

La donna in travaglio continua a gèmere e lamentarsi – il dolore sembra diventare più intenso.

L'ostetrica ritorna nella stanza con una fumante tazza di te e un vassoio di biscotti. Inzuppa i biscotti e sorseggia il tè.

La donna in travaglio continua a gèmere dolcemente nell'altra stanza.

L'ostetrica è seduta in una sedia a dondolo e ora si dondola lentamente mentre la donna in travaglio continua a emettere i suoi suoni.

L'ostetrica si addormenta.

L'ostetrica si addormenta per un po', mentre i rumori della madre si intensificano.

La madre comincia a urlare. Sente che il dolore è troppo forte. Ha paura di morire.

L'ostetrica apre gli occhi e serenamente ascolta. Lentamente si alza (le sue ossa scricchiolano un po') e si dirige verso la stanza da dove provengono i suoni della donna in travaglio.

Silenziosamente, come una gatta, l'ostetrica entra nella stanza dov'è la madre.

La madre sta grugnendo e urlando.

Il bambino piange.

L'ostetrica esce dalla stanza.

La madre sta coccolando il suo bambino.

L'ostetrica ritorna verso la sua sedia, si siede, sorride a se stessa e continua a lavorare a maglia.

Sull'Autrice

Ruth Ehrhardt è un'ostetrica e una doula.

Nata in Svizzera, all'età di 8 anni si è trasferita in Sud Africa con sua madre (nata in Sud Africa) e con la sua sorellina e da allora vive in questo paese.
La madre di Ruth, Carol, acquistò un'azienda di coltivazione di protee vicino a Ceres (cittadina a circa 2 ore e mezzo di distanza da Città del Capo) e si trovò accidentalmente ad "acchiappare" i neonati delle lavoratrici della sua azienda che la chiamavano perché lei aveva "mani che curavano".
Carol era l'ostetrica al primo parto di Ruth.

Madre di 4 figli nati a casa, Ruth si è formata inizialmente come doula con l'associazione WOMBS di Irene Bourquin in Sud Africa e in seguito con il corso per Paramanadoula con dr Michel Odent e Lilliana Lammers a Londra.
Ruth ha inoltre studiato Ostetricia Avanzata con Ina May Gaskin, Pamela Hunt e le ostetriche di "The Farm".

Con la collega Lana Peterson ha creato "Home Birth South Africa" (Nascita in Casa Sud Africa www.homebirth.org.za), un sito data base per chi cerca informazioni e consigli per il parto in casa in Sud Africa. Insieme Ruth e Lana coordinano inoltre gli Incontri sul Parto in Casa di Città del Capo, incontri quadrimestrali per coloro che cercano informazioni e sostegno per il parto in casa.

Attualmente Ruth lavora con Marianne Littlejohn di "Birthrite Midwifery" (Ostetricia del Rito della Nascita) ed è una delle organizzatrici della Conferenza di Ostetricia e Nascita di Città del Capo (The Cape Town Midwifery and Birth Conference www.midwiferyandbirthconference.co.za)- una conferenza organizzata per incoraggiare la condivisione e collaborazione tra gli operatori del percorso nascita e le madri da loro accompagnate. Questa conferenza è stata la prima del suo genere in Sud Africa ed è stata accolta con grande successo.

Ruth è anche formata come Facilitatrice e Educatrice del corso "Helping Babies Breathe" (corso di rianimazione neonatale dell'Associazione Americana di Pediatria) e svolge volontariato presso "Operation Smile".

Ruth è avvocato per i diritti delle donne, le madri e i bambini ed è coinvolta in vari progetti volti a maggiore educazione e supporto in questi campi.

Scrive regolarmente sul suo sito web personale e sul blog www.truemidwifery.com

Nota dell'Autrice

Questo libro è stato accolto molto bene dalla maggior parte delle persone che l'hanno letto.
L'idea era di fare un riassunto di qualcosa di tanto semplice ma nello stesso tempo tanto trascurato. Qualcosa che potrà fare tutta la differenza per una nascita, per una madre, per il suo bambino e per il futuro dell'umanità.

E' la mia missione che questo piccolo ma potente messaggio sia diffuso il più possibile e ho iniziato a farlo, scrivendo questo libretto che è facile da leggere e comprendere e poco costoso da riprodurre.

Vorrei tradurre questo lavoro in quante più lingue possibile. Se ti andrebbe di renderti disponibile ad aiutare a realizzare questo, per favore fammi sapere.

Grazie,

Ruth Ehrhardt
Suurbraak/Xlairu
Sud Africa
2013

Per maggiori informazioni vedete i siti di Michel Odent

www.wombecology.com

www.primalhealthresearch.com

Potete contattare Ruth Ehrhardt a

ruth@homebirth.org.za

Il sito web personale di Ruth è:

www.truemidwifery.com

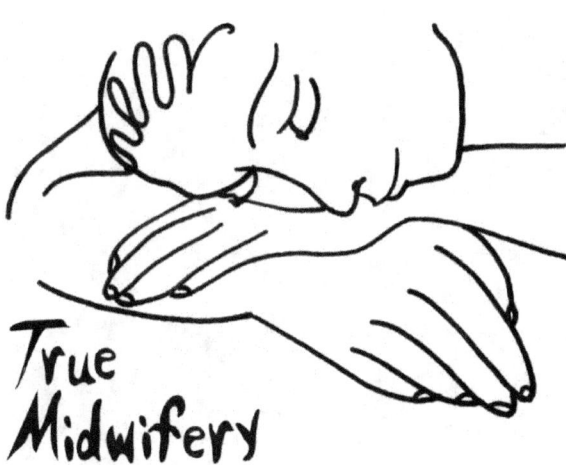

www.ingramcontent.com/pod-product-compliance
Lightning Source LLC
Chambersburg PA
CBHW071319280526
45788CB00004B/1941